AF372578

CONSEIL D'HYGIÈNE

de l'Arrondissement de Mortagne

Dr LEVASSORT

RAPPORT

SUR LA NÉCESSITÉ DE LA CRÉATION

D'un Abattoir public

A MORTAGNE

MORTAGNE
IMPRIMERIE ALBERT DANGUY
—
1899

CONSEIL D'HYGIÈNE
de l'Arrondissement de Mortagne

D. PEYSSORT

RAPPORT

SUR LA NÉCESSITÉ DE LA CRÉATION

D'un Abattoir public

À MORTAGNE

MORTAGNE
IMPRIMERIE ALBERT RANCUY
1889

D' LEVASSORT

RAPPORT

SUR LA NÉCESSITÉ DE LA CRÉATION

D'un Abattoir public

A MORTAGNE

MORTAGNE

IMPRIMERIE ALBERT DANGUY

1899

Messieurs et chers collègues,

Vous savez tous que les tueries particulières qui existent au nombre de onze dans
la ville de Mortagne sont l'objet d'une tolérance et qu'une seule a reçu l'autorisation
nécessaire à son établissement. Depuis
quelque temps, certaines demandes en autorisation de changement de local sont venues
attirer d'une manière spéciale votre attention sur les tueries particulières de la ville
de Mortagne.

C'est ainsi qu'au mois de janvier de l'année
1891, le Conseil d'Hygiène était consulté sur
une demande de changement de local faite
par M. Boulivet. Ce boucher devant trans-
porter sa tuerie du centre de la ville dans
une rue située à la périphérie, vous avez
cru devoir autoriser le déplacement, en considérant ce léger éloignement du centre
comme un progrès.

Depuis cette époque, M. Boulivet a cher-
ché à rétablir son ancienne tuerie et vous
avez encore le souvenir des démêlés auxquels cela a donné lieu. Le Conseil d'Hygiène consulté à ce sujet, considérant qu'en
principe il ne pouvait approuver l'installation
d'une tuerie d'animaux dans l'intérieur d'une
ville, donna un avis défavorable aux demandes de MM. Boulivet et Copin.

Enfin, dernièrement, le 24 avril 1899, le
Conseil était consulté au sujet d'une demande de M. Russeau en autorisation de déplacement de sa tuerie. Vous avez alors
exprimé le désir qu'on ne donnât pas une

autorisation et qu'on exerçât seulement une tolérance.

Mais, dans tous ces cas, vous n'avez cessé de regretter l'absence d'abattoir public à Mortagne et vous l'avez chaque fois manifesté dans un considérant. Enfin, à l'occasion de la demande de M. Russeau vous m'avez chargé d'étudier l'établissement d'un abattoir public à Mortagne et de vous présenter un rapport à ce sujet.

I. — Des dangers des tueries particulières en général

Il semble que les dangers des tueries particulières ne soient plus à démontrer, que ce soit là l'évidence même, aussi ne fatiguerai-je pas longtemps votre attention par des considérations qui, de ce fait, deviendraient complètement oiseuses.

Malpropreté. — Les dangers que présentent ces établissements viennent, en premier lieu, de leur *malpropreté*. Vous comprenez parfaitement que le sol des tueries étant constamment souillé de sang, de détritus organiques, il résultera forcément une putréfaction de ces matières si le sol qui en est couvert et souvent imprégné n'est entretenu dans un état d'extrême propreté. Il est même certaines maladies, certains ictères infectieux, qui s'attaquent spécialement aux bouchers et semblent résulter de « l'intoxication par une ptomaïne volatile développée dans les viandes corrompues et dont on comprend l'existence fréquente dans les boucheries, surtout en été. » (A. Chauffard, maladies du foie et des voies biliaires Traité de médecine, T. III. p. 747.)

Les animaux peuvent s'échapper. — Un second danger consiste dans ce fait que *les animaux peuvent s'échapper* soit que l'odeur du sang les fasse reculer dès l'entrée, s it qu'après un coup mal assuré ils se relèvent furieux et cherchent à fuir.

Impossibilité d'une surveillance régulière. — Un autre danger certainement plus important consiste dans l'*impossibilité de soumettre les tueries particulières à une surveillance régulière.* « Or, écrit M Chauveau, cette surveillance est indispensable à un double point de vue : 1° *au point de vue de la police sanitaire vétérinaire,* pour que les animaux atteints de maladies contagieuses ne passent pas inaperçus et qu'on puisse prendre toutes les mesures propres à empêcher la propagation de ces maladies ; 2° *au point de vue de la police sanitaire humaine,* visant la défense du public contre l'usage des viandes de mauvaise qualité, altérées ou corrompues. de celles surtout qui proviennent de sujets en puissance de maladies infectieuses capables d'être communiquées à l'homme.

« Sur le premier point, la matière est réglée par l'art. 90 du décret portant règlement d'administration publique pour l'exécution de la loi sur la police sanitaire des animaux, rendu le 22 juin 1882. Cet article est ainsi conçu : *Les abattoirs publics et les tueries particulières sont placés d'une manière permanente sous la surveillance d'un vétérinaire délégué à cet effet. Lorsque l'ouverture d'un animal fait reconnaître les lésions propres à une maladie contagieuse, le maire de la commune d'où provient cet ani-*

mal en est immédiatement avisé afin qu'il prenne les dispositions nécessaires.

« Sur le second po'nt, c'est-à-dire l'hygiène humaine, la surveillance des abattoirs est prescrite, *là où elle se fait*, par arrêté du maire agissant en vertu des pouvoirs qui lui sont conférés par la loi du 5 avril 1884. Toutes les municipalités malheureusement ne sentent pas la nécessité d'une telle surveillance....

« En fait, à l'heure présente, la surveillance ne s'exerce pas en dehors des abattoirs publics. Les abattoirs privés, du reste, ne s'y prêtent pas, tant à cause de leur nombre que de leur dissémination. » (Recueil des Travaux du Comité consultatif d'Hygiène publique de France T. 21. Année 1891. Suppression des tueries particulières. (M. A. Chauveau, rapporteur).

Et, cependant, que de fois n'abat-on pas des animaux malades ! M. Chauveau raconte qu'étant à Lyon, chaque fois que, pour ses expériences, il avait besoin d'un poumon tuberculeux, il l'envoyait chercher à l'abattoir de Vaise, abattoir non surveillé. Une fois la surveillance établie, il ne put s'en procurer à cet abattoir. C'était à un abattoir privé, non surveillé, d'un village des environs qu'il était obligé de s'adresser.

Le boucher lui-même peut être trompé sur la qualité de la viande qu'il abat et on cite souvent l'exemple de ce bœuf gras qui, malgré son embonpoint, était tuberculeux. L'inspection a besoin d'être faite avec soin ; les deux examens et de l'animal vivant et des viscères doivent se contrôler mutuellement. « Il est à remarquer, dit M. le sénateur A. Brunet, que la visite sanitaire peut être suivie de résultats d'autant plus positifs que les animaux sont d'abord visités vivants, puis, après leur mort, alors que les viscères peuvent être examinés minutieusemènt et les viandes soumises aux expériences de laboratoire.

« Qu'au contraire, la visite, lorsqu'elle a lieu quand les viandes sont débarrassées des v'scères, quand surtout elles sont en mor ceaux, n'offre, comme garanties, que des probabilités » (Rapport fait au nom de la commission chargée d'examiner la proposition de loi, adoptée par la Chambre des députés, ayant pour but soit de compléter le règlement des abattoirs publics autorisés par décret impérial en date du 1er août 1864, soit de faciliter la création d'abattoirs publics, surtout dans les petites localités, par M. Arthur Brunet, sénateur).

Vous comprendrez facilement de quelle impossibilité est une semblable inspection lorsqu'elle a à s'effectuer dans des locaux séparés, disséminés, et où les abattages se font forcément à des heures variables.

Immoralité de ce spectacle. — Enfin, si l hygiène physique est à considérer, il ne faut pas se désintéresser de l'hygiène morale. Pensez-vous que le spectacle de ces sacrifices reste sans influence sur les mœurs ? « N'est-ce pas, dit le rapporteur à la Chambre des députés, M. Chavoix, un pénible spectacle de voir en pleine rue égorger des animaux, de voir leur sang couler dans les ruisseaux et, pour l'enfance surtout, n'est-ce pas un tableau qu'il faut reléguer dans des lieux spéciaux et isolés ? » (M. Brunet, sénateur, loc. cit.) « On peut, écrit Larousse, se demander avec Jean

Reynaud, si les mœurs publiques n'ont point
à gagner quelque douceur à être ainsi ren-
dues complètement étrangères aux pernicieux
exemples de ces scènes cruelles. Sans doute,
dit-il, c'est une impérieuse condition de notre nature qui nous force à égorger les animaux pour entretenir notre chair avec la
leur, mais il est humain et profitable de lais-
ser tomber un voile sur le tableau des meur-
tres, il faut qu'ils demeurent relégués dans
le silence de l'enceinte où l'utilité publique
le commande. (Dictionnaire de Larousse).

Inefficacité de la règlementation des tueries.
— Toutes ces considérations n'ont pas le mé-
rite de la nouveauté et les tueries particulières ont depuis longtemps été reconnues
pour des établissements nuisibles puisque
dès 1810 elles se trouvent classées parmi les
*établissements dangereux, incommodes ou
insalubres*.

Plus tard, le décret du 12 mai 1886 les
maintient dans la *2ᵉ classe des établissements
dangereux, incommodes ou insalubres*. Elles
sont, par là même, soumises à une autorisation préfectorale qui n'est donnée qu'après
un avis favorable du Conseil d'hygiène de
l'arrondissement, du Sous-Préfet et du Maire.
Et malgré cette réglementation « combien,
dit Chauveau, y en a-t-il qui existent en
vertu de cette autorisation régulièrement
donnée ? Et parmi celles qui sont en posses-
sion de cette autorisation combien remplis-
sent les conditions qui leur ont été imposées
pour qu'elles n'incommodent ni infectent le
voisinage ? » (Chauveau. Loc. cit. page 337).

En 1881, à la suite d'un rapport adressé à
M. le Ministre de l'agriculture et du commerce

par le comité consultatif d'hygiène publique
de France, sur les travaux des conseils d'hygiène publique pendant l'année 1878 ; M. le
Ministre adresse aux Préfets, le 22 Mars, une
circulaire dans laquelle il « insistait d'une
manière toute spéciale pour que les maires
prissent des mesures en vue de sauvegarder
la santé des populations, menacée par l'installation défectueuse de la plupart des tueries particulières » Les préfets tentèrent de
provoquer des demandes en autorisation de
la part des bouchers qui, bien que ne s'étant
pas conformés à la loi, avaient quand même
ouvert des tueries au vu et au su de tous, et
de fixer les conditions de l'existence légale
de ces tueries... Ces tentatives n'ont pu
produire de résultats bien appréciables. Il
est notoire, en effet, que les tueries sont, en
grande partie, dans une situation irrégulière
et continuent à fonctionner dans de bien
mauvaises conditions à tous les points de
vue. » (Rapport de M. Brunet, sénateur.)

**II. — Des tueries particulières qui exis-
tent dans la ville de Mortagne**

Les tueries de Mortagne font-elles exception
à ces conditions générales des tueries particulières ? Vous l'affirmer serait vous leurrer.
Quoique je puisse mettre des noms à la suite
de tous les faits que je vous citerai ; je me
garderai bien de faire la moindre personna-
lité, ne cherchant en rien à être désobligeant
pour qui que ce soit. Or on croirait que certaines tueries ont servi de modèles aux hy-
giénistes qui se sont occupés de cette question et les critiques que je vous ai exposées
tout à l'heure s'y appliquent exactement.

Vous decrirai-je leur malpropreté ? Vous

la connaissez tous et plusieurs fois nous avons entendu ici vos doléances à ce sujet. Certes, les bouchers essaient bien de les laver, mais, pour certaines d'entre elles, le mauvais état de leur pavage rend tout lavage illusoire. Il reste entre les fentes des briques, entre les joints des dalles, des matières organiques qui se putréfient. L'eau de lavage s'écoule toute sanguinolente dans les ruisseaux des rues voisines et parcourt ainsi une partie de la ville. Les eaux qui ont servi à nettoyer les viscères sont accumulées avec les débris dans des tonneaux qui, enlevés de suite, ne présenteraient aucun inconvénient. Mais il n'en est malheureusement pas ainsi et il arrive fréquemment, même en été, que ces tonneaux ne sont transportés dans les champs que trois ou quatre jours après l'abattage alors qu'une odeur infecte s'en échappe et remplit les maisons voisines. Combien de fois n'arrive-t-il pas que dans le transport le cahotement des tonneaux fait déborder leur contenu qui arrose et empeste le sol des rues !

Vous pourrez juger de la situation qui est faite aux habitants voisins de certaines tueries, lorsque, pour sortir ces eaux de l'abattoir, on est obligé de les transvaser à la porte.

Sur les fenêtres vous apercevez des os encore garnis d'un peu de chair. J'ai connu il y a quelques années un grenier dépendant d'une tuerie dans lequel étaient amoncelés des os en telle quantité qu'on les apercevait de terre par la porte de ce grenier. J'ai dans le temps fait constater le fait par M. le Commissaire de police.

Aux fumiers qui se trouvent dans les cours

de ces tueries sont mélangés des débris organiques qui font que des odeurs infectes s'exhalent de ces amas. Les chiens en quête de nourriture déterrent ces débris et les traînent dans les rues. Il m'est arrivé de voir un fœtus de veau ainsi traîné dans la rue et un groupe d'enfants revenant de l'école arrêté à contempler cette ébauche de forme animale et accompagnant leurs observations de remarques qui n'étaient pas faites pour leur jeune âge. Combien de fois n'ai-je pas renvoyé des enfants qui venaient assister à l'abattage d'un bœuf ou considérer avec plaisir l'agonie d'un veau ou d'un mouton ! Voilà pour la moralité : elle n'est pas plus sauvegardée à Mortagne qu'ailleurs. Je mentionnerai également à cette place l'impression pénible produite sur les personnes voisines d'un abattoir par les cris des porcs qu'on égorge et dont on suit ainsi l'agonie progressive.

Vous connaissez tous les ruelles étroites qui mènent à certaines tueries, les impasses qui en commandent l'accès et gênent considérablement l'entrée des animaux.

Je n'ai pas besoin de vous dire que nulle inspection n'y est faite et que toute mesure de ce genre y est impraticable.

Les essais de réglementation sont restés sans effets. Sur les onze tueries, une seule est autorisée et encore cette autorisation a-t-elle été accordée plutôt parcequ'elle faisait disparaître une autre tuerie située dans le centre de la ville que parcequ'elle satisfaisait elle-même aux exigences de l'hygiène. Dernièrement, encore, cette tuerie était le sujet de luttes entre l'autorité préfectorale et les bouchers. Aucune réglementation n'existe, aucune des conditions imposées aux tueries particulières n'a été appliquée à celles de la ville de Mortagne.

« Les tueries particulières, non surveillées, dit M. Chauveau, constituent un mal : mal nécessaire, sans doute, en beaucoup d'endroits, et qui, malheureusement, s'impose pendant trop longtemps encore à maintes communes françaises. Mais il en est un bon nombre pour lesquelles ce mal n'est pas une inéluctable nécessité ; et dans celles-ci les pouvoirs publics sont tenus de les faire disparaître (loc. cit. p. 340)

III. — Avantages de l'abattoir public

L'abattoir public, forcément situé en dehors de la ville, a pour immense avantage de délivrer cette ville de tous les inconvénients que présentent les tueries particulières. Tout étant centralisé, la surveillance devient de ce fait, beaucoup plus facile. La malpropreté n'est plus tolérée, les eaux résiduaires s'écoulent au fur et à mesure, l'inspection des viándes, peut se faire sérieusement En plus de la suppression de ces nombreux inconvénients, la création d'abattoir public présente certains avantages directs. Le rapprochement des animaux tués par les différents bouchers permet d'établir une comparaison entre ceux tués par un boucher et ceux tués par ses confrères, il en résulte nécessairement une émulation qui excite chaque boucher à tuer les meilleurs animaux.

Enfin, ce qui n'est pas à dédaigner pour

une ville, les abattoirs permettent un contrôle facile du nombre des animaux abattus et suppriment la fraude des octrois, si elle se produisait.

Ces avantages multiples expliquent donc cette proposition adopteé à l'unanimité par le 5ᵉ Congrès international de médecine vétérinaire qui se tint à Paris en 1889 : « Il y a lieu de poursuivre la suppression des tueries particulières et leur remplacement par des abattoirs publics qui pourraient, au besoin, servir à plusieurs communes limitrophes ».

IV. — Historique de la question d'un abattoir public à Mortagne

Si, malgré tous ces avantages, la ville de Mortagne ne possède pas encore d'abattoir public, ce n'est pas que ses différentes municipalités se soient désintéressées de cette question.

Le 22 novembre 1866, vous voyez que cela ne date pas d'aujourd'hui, et il y a lieu de féliciter de ce zèle la municipalité de cette époque, M. Turgeon, M. Cottin étant maire, donnait lecture au Conseil municipal, d'un rapport fort bien motivé et concluant à la construction d'un abattoir sur le versant du plateau de St-Eloi, sur l'emplacement de l'ancien hippodrome, au nord-ouest de la ville.

Le 12 août 1867, nouveau rapport de M. Turgeon sur les voies et moyens et, avec sagesse, le Conseil ajournait la question pour réfléchir et étudier, sans toutefois que cet ajournement fût un renvoi aux calendes, car,

le 22 novembre de la même année 1867, le
Conseil décidait que « la construction de
l'abattoir, terrain compris, ne dépasserait
pas 66.000 fr. et, pour faire face à ces frais,
adoptait, pour les voies et moyens, les conclusions du rapport de la commission et au-
torisait M. le Maire à acquérir le terrain à
l'amiable ou par voie d'expropriation pour
cause d'utilité publique ».

Pourquoi aucune suite ne fut-elle donnée
à ce vote ? Je n'ai pu le savoir.

La question ne devait être reprise que
beaucoup plus tard. Le 19 mars 1881, M.
Delorme, qui venait d'être nommé maire et
ne craignait pas d'aborder, d'étudier et présenter au Conseil les sujets concernant l'intérêt général, proposa la création d'abattoirs
et fit nommer une commission dont le rapporteur fut à nouveau M. Turgeon. Le 10
décembre 1881, ce dernier, comme dans son
premier rapport, fit publiquement, avec un
courage qui devient de plus en plus rare de
nos jours, une critique de nos tueries particulières, de la nature des viandes abattues
et conclut à la construction d'un abattoir sur
un emplacement situé rue des Carrières,
derrière les tribunes de l'hippodrome actuel,
ses conclusions étaient adoptées et en même
temps, un projet de traité avec la Société
Générale des abattoirs de France pour la
construction de cet abattoir était voté *à
l'unanimité*. M. le Maire, *à l'unanimité*, était
autorisé à réaliser ce traité. L'abattoir devait être ouvert le 3 octobre 1883. Quoique
l'emplacement fut, à mon avis, mal choisi à
cause de sa proximité de l'hippodrome et de
sa situation trop à l'ouest de la ville, il fut

regrettable que la Société ne tint pas ses engagements. En effet, le 25 mai 1883, M. le Maire était autorisé par le Conseil à résilier le traité et à poursuivre la Société en dommages et intérêts.

Pendant deux ans, il n'est plus question de l'abattoir, lorsque, le 10 mars 1885, M. Chartier demande la mise à l'ordre du jour de la prochaine séance du projet de construction d'un autre abattoir. M. Lemarié se joint à lui le 10 juin suivant et est nommé rapporteur d'une commission qui comprenait en plus MM Revert et Chorand. Le 29 janvier 1886, M. Lemarié donnait lecture de son rapport concluant encore à la construction d'un abattoir, le Conseil devant examiner si l'emplacement du champ de Courses était convenable. Le vote des conclusions fut remis à la séance suivante qui eut lieu le 19 février 1886. On peut s'étonner de rencontrer alors une opposition trouvant que la nécessité d'un abattoir n'était pas démontrée, ce qui, soit dit en passant, vous prouve la nécessité de ce rapport, et en fournissant les motifs suivants : cette construction ne rendrait pas la viande meilleure, elle pourrait en augmenter le prix, elle pourrait supprimer la concurrence des bouchers étrangers et, enfin, elle ferait peser sur la ville une responsabilité pécuniaire considérable. Avec beaucoup d'à-propos, M. le rapporteur fit remarquer que la raison dominante de la création d'un abattoir public était une question d'hygiène publique, que les tueries particulières avec leurs inconvénients multiples é'aient un danger permanent, qu'enfin les finances ne pouvaient être compromises puisque l'amortissement du capital et le

service des intérêts étaient assurés par la
perception des taxes. Pour entraîner l'opposition qui semblait prétexter surtout les
soucis que lui inspiraient les intérêts finan-
ciers de la ville de Mortagne, M. Chartier
proposa de rechercher la possibilité de créer
une société civile. Malgré ces bonnes raisons
et ces concessions, cette opposition ne fut
pas convaincue et on la retrouva entière au
moment du vote.

La création d'abattoirs publics à Mortagne
fut cependant votée, mais le vote ayant
décidé également, pour les voies et moyens,
la constitution d'une société civile, l'impossibilité de constituer cette société empêcha la
réalisation de la construction d'abatto'rs.

Cependant le 6 septembre 1887, à une question de M. Rocher au sujet des honoraires
des architectes qui avaient étudié les plans
et devis de l'abattoir, M. Chartier, adjoint,
faisant fonctions de maire, répondait que « le
projet d'abattoirs se trouvait forcément
ajourné mais non abandonné. »

Depuis douze longues années, ce projet est
toujours ajourné, mais, paraît-il, non abandonné ! Depuis trente-trois ans, à trois re-
prises différentes, après des études conscien-
cieuses, le Conseil municipal a voté la construction d'abattoirs publics ; et ce long en-
fantement n'a jamais abouti qu'à des avorte-
ments ! On a fait apparaître le double spec-
tre des finances municipales et de l'augmen-
tation possible de la viande ! Il est cependant bien entendu que cette taxe n'atteindra
peut-être pas et, en tout cas, ne dépassera
pas deux centimes par kilogramme de viande
nette, un centime par livre au maximum. Si

MM. les bouchers devaient augmenter seulement la viande d'un sou par livre l'espoir de ce bénéfice leur fera't certainement demander la création des abattoirs ; mais leur supposer une pareille intention est leur faire une injure gratuite qu'ils ne semblent pas mériter. Et alors, il ne s'est trouvé personne pour reprendre la question ; personne n'a voulu endosser de pareilles responsabilités quoiqu'il s'agisse d'une œuvre utile, d'une œuvre d'intérêt général, mais qui, comme toute œuvre d'intérêt général, peut froisser certains intérêts particuliers. Il est d'ailleurs quelquefois facile de concilier ces intérêts : il en serait ainsi de ceux de MM. les bouchers qui, s'ils payent une taxe d'abattage dans un abattoir public, n'auront plus, de ce fait, à payer la location d'une tuerie particulière.

Lors des demandes de MM. Boulivet et Copin, dans la séance du 3 Décembre 1895, le Conseil d'hygiène prit prétexte de ces demandes pour attirer l'attention de la municipalité de la ville de Mortagne sur la nécessité absolue de créer à Mortagne un abattoir public et demander instamment que la question soit soumise au Conseil municipal. Celui-ci répondit qu'arrivant au terme de son mandat il laissait au futur Conseil le soin de s'occuper de cette importante question. Il serait enfin temps que ce dernier commençât à s'en occuper.

M. Chauveau nous cite à ce propos, un exemple des plus suggestifs :

« La création d'abattoirs publics est certainement le remède efficace à l'insalubrité des tueries ; la santé publique y est intéressée ;

mais il arrive quelquefois que les habitants d'une commune ne le comprennent point et ne voient que la dépense immédiate qui résulte de cette création. La ville de Saint-Pol-les-Dunkerque, voulant construire un abattoir public, se trouva en présence d'une protestation émanant des cinq bouchers de la commune auxquels s'étaient joints une centaine de signataires, hommes, femmes et enfants. Les protestataires se basaient sur l'antique usage et sur la surcharge de frais et droits qui résulteraient de la construction d'un abattoir et qui grèverait la population ouvrière. Economie et intérêt des classes pauvres : c'est un argument connu ; il a quelque rapport avec celui que mettent en ligne les marchand de vin pour s'opposer à la répression du mouillage. Le Conseil municipal de Saint-Pol-les-Dunkerque pouvait passer outre en alléguant le petit nombre des protestataires : une centaine sur une population de 4.406 habit. ; mais il n'y a même pas songé et c'est avec un plus haut souci de sa dignité qu'il a répondu : « qu'il se croit seul juge des intérêts de la commune et qu'il considérerait son mandat comme inutile si chacun de ses votes pouvait être mis en discussion par des pétitions et contre-pétitions.» *(Chauveau. loc. cit.)*

Espérons que la municipalité mortagnaise suivra cet exemple et qu'à brève échéance la ville de Mortagne sera enfin dotée d'abattoirs publics.

V. — Conclusions

Je vous proposerai donc d'adopter les conclusions suivantes :

Le Conseil d'hygiène de l'arrondissement de Mortagne considérant :

1º Que les tueries particulières par leur malpropreté inévitable, l'impossibilité d'une surveillance régulière éliminant les animaux atteints de maladies contagieuses ou impropres à l'alimentation, par l'immoralité du spectacle de l'abattage, présentent d'une façon permanente des dangers pour l'hygiène publique, physique et morale,

2º Que les abattoirs publics ont pour avantages de supprimer ces dangers, d'exciter parmi les bouchers une émulation qui les porte à tuer les meilleurs animaux, de rendre plus facile le contrôle du nombre des animaux abattus.

Emet le vœu que la Ville de Mortagne construise un abattoir public dans le plus bref délai possibe.

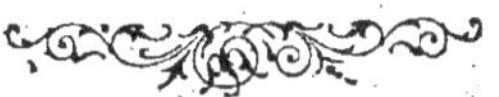

9 782014 020878